CAHIER DE JEUX

DE STIMULATION

COGNITIVE

PERSONNES DESORIENTEES, ALZHEIMER, DEMENCES, AMNESIES, TROUBLES COGNITIFS

KIT POUR AIDANTS

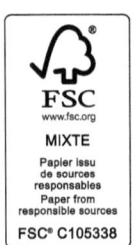

© 2019 Sophie GIACCHI

Éditeur : BoD-Books on Demand
12-14 rond-point des Champs-Élysées, 75008 Paris
Impression : Books on Demand, Norderstedt, Allemagne

ISBN : 978-2-3221-6108-9

A tous les aidants, famille, amis, aides à domicile, aides soignants, infirmiers… qui œuvrent chaque jour à améliorer le quotidien de personnes présentant des troubles cognitifs

Ce petit livre est un kit de jeux prévu pour les accompagnants des personnes atteintes de troubles cognitifs (de type démences, maladie d'Alzheimer, amnésies, personnes désorientées…). Il est une aide précieuse pour les personnes s'occupant de sujets à leur domicile et a été conçu pour maintenir et entretenir les fonctions cognitives. En dehors de ces pathologies, les exercices proposés peuvent être réalisés par toute personne voulant stimuler son cerveau.

L'accompagnant est indispensable au bon déroulement des activités présentes. Sa position doit être active tout en laissant la place au sujet malade de s'exprimer. La notion de partage (de moments et de discussions), de communication non violente et de bienveillance sont ici absolues car les personnes présentant des troubles cognitifs peuvent en effet avoir des difficultés de communication, de l'angoisse et tenter de minimiser leurs difficultés.

Les personnes présentant des troubles peuvent manquer de lucidité et de recul sur leur pathologie mais elles ne sont pas insensibles à ce qui leur arrive et constatent les réactions de leur entourage. Si l'entourage montre de la détresse, de l'angoisse, de la colère face à la pathologie, le sujet va le ressentir et angoisser à son tour. Le jeu permet de se détendre ensemble, d'oublier les difficultés quotidiennes et de dissiper une partie des difficultés de communication. Parler de soi (le « Je ») favorise les expressions verbales, l'argumentation et l'évocation de souvenirs récents ou lointains.

Dans le cas où le sujet ne suivrait pas les règles mais inventerait ses propres règles, il est essentiel de le laisser faire car l'important est de participer. Laisser libre cours à l'imagination du sujet est aussi un moyen de stimuler ses fonctions cognitives.

Le principe de ses exercices est de jouer pour jouer, sans notion de temps, de vainqueur. L'accompagnant peut jouer aussi mais il est avant tout un guide pour aider à canaliser le sujet, à orienter son attention et à l'aider dans sa concentration. En aucun cas l'accompagnant ne doit précipiter les réponses qui ne viendraient pas, juger le sujet (ses réponses, ses inventions…), le disputer en cas d'erreur ou de renoncement aux jeux proposés. En cas d'erreur de réponse au cours d'un exercice, l'accompagnant est prié de ne pas le faire remarquer brutalement mais d'intervenir de manière souple, de façon à faire revenir le sujet sur son erreur. Par exemple, dans le jeu des « activités à remettre dans la bonne pièce de la maison », si le sujet indique que la cuisson des aliments se fait dans le bureau, vous pouvez intervenir de cette façon « Y'a-t-il un réfrigérateur dans le bureau ? Parce que les aliments se cuisent plutôt dans la pièce où se trouve le frigo non ? » Si la personne persiste dans son erreur, dites-simplement « Personnellement, je cuirais les aliments plutôt dans la cuisine mais le bureau, pourquoi pas ». Quoi qu'il en soit, quelque soit le jeu proposé, il est impératif d'éviter de mettre la personne en échec, au risque que celle-ci souhaite stopper toute activité.

Il peut aussi arriver que la personne refuse de participer à certaines activités si elle considère qu'elle n'y arrivera pas. Dans ce cas plusieurs variantes sont proposées sur certains jeux. Sinon, à vous de trouver un moyen d'adapter le jeu en fonction du degré de dépendance. Vous pouvez aussi passer à un autre jeu, faire une pause et reproposer l'activité plus tard. La qualité plutôt que la quantité : mieux vaut dix minutes d'activités avec plaisir et concentration maximale que trente minutes dans une ambiance tendue et avec l'esprit vagabond.

Quand le sujet donne de bonnes réponses, reconnaissez ses réussites. Encouragez-le en cas de difficultés. Maintenez coûte que coûte son estime pour lui donner envie de continuer à entraîner ses fonctions cognitives.

Je vous conseille vivement de travailler au crayon afin de pouvoir effacer ; ou de faire d'avance des photocopies pour reproposer les activités au sujet ultérieurement. Pour certaines activités, un ou deux dés seront nécessaires.

Le Tome 2 sortira le 1er Juillet 2020 mais vous pouvez d'ores et déjà le précommander par mail à sophie.giacchi@live.fr et le recevoir le 1er Juin 2020.

Les jeux présents dans ce cahier permettent d'entraîner :
- L'observation
- La réflexion
- La discussion, le langage, le vocabulaire, l'argumentation, l'élaboration d'histoires, l'évocation de souvenirs
- La reconnaissance d'objets, de nombres
- L'esprit critique
- La concentration
- L'imagination
- La coordination
- La lecture, le vocabulaire, l'écriture si possible

Chaque activité prend en moyenne une dizaine de minutes (plus de 2h d'activités). Voici les activités que vous trouverez :
- Les mots mélangés (15 minutes environ)
- L'élaboration de recettes (10 minutes)
- Les suites logiques de chiffres (10 minutes)
- Les points à relier (10 minutes)
- Les textes à mémoriser (3 textes, chaque texte : 10 minutes)
- Les synonymes à relier (10 minutes)
- Les nombres à reconnaître avec un dé (10 minutes)
- Le cherche et trouve (15 minutes)
- Les images à associer pièce par pièce (10 minutes)
- Les expressions liées aux 5 sens (10 minutes)
- Les lettres à remettre dans le bon ordre sur le thème de la nature (10 minutes)
- Les mots à trouver selon la définition sur le thème de la géographie (10 minutes)
- Les dés à lancer pour discuter (temps au choix)
- Le jeu d'observation « que manque t-il ? » (10 minutes)
- Les mots à mettre dans la bonne catégorie (10 minutes)
- Les images à associer et indiquer ce qu'elles ont en commun (10 minutes)
- Les phrases à construire (15 minutes)
- Les expressions à associer (10 minutes)
- Les images insolites, trouver l'erreur (10 minutes)
- Le texte à trous (15 minutes)

Mots mélangés (23 mots à trouver)

M	A	I	E	R	B	O	T	C	O
A	U	T	O	M	N	E	E	D	R
B	S	A	M	E	D	I	L	I	E
V	E	N	D	R	E	D	I	M	V
E	T	M	F	C	G	U	R	A	I
T	U	A	H	R	I	E	V	N	H
E	O	R	J	E	K	J	A	C	D
L	A	S	I	D	R	A	M	H	E
L	U	N	D	I	M	N	A	E	C
S	P	M	E	T	N	I	R	P	E
S	E	P	T	E	M	B	R	E	M
J	U	I	L	L	E	T	O	P	B
U	Q	R	F	E	V	R	I	E	R
I	R	E	I	V	N	A	J	S	E
N	O	V	E	M	B	R	E	T	U

Les jours de la semaine (7 mots)

Les mois de l'année (12 mots)   Les saisons (4 mots)

Reproduisez les recettes ci-dessous grâce aux ingrédients présents sur la page

Pour chaque plat, montrez les ingrédients que vous mettriez pour confectionner la recette idéale.

| Soupe de légumes verts | Flan de carottes et oignons |

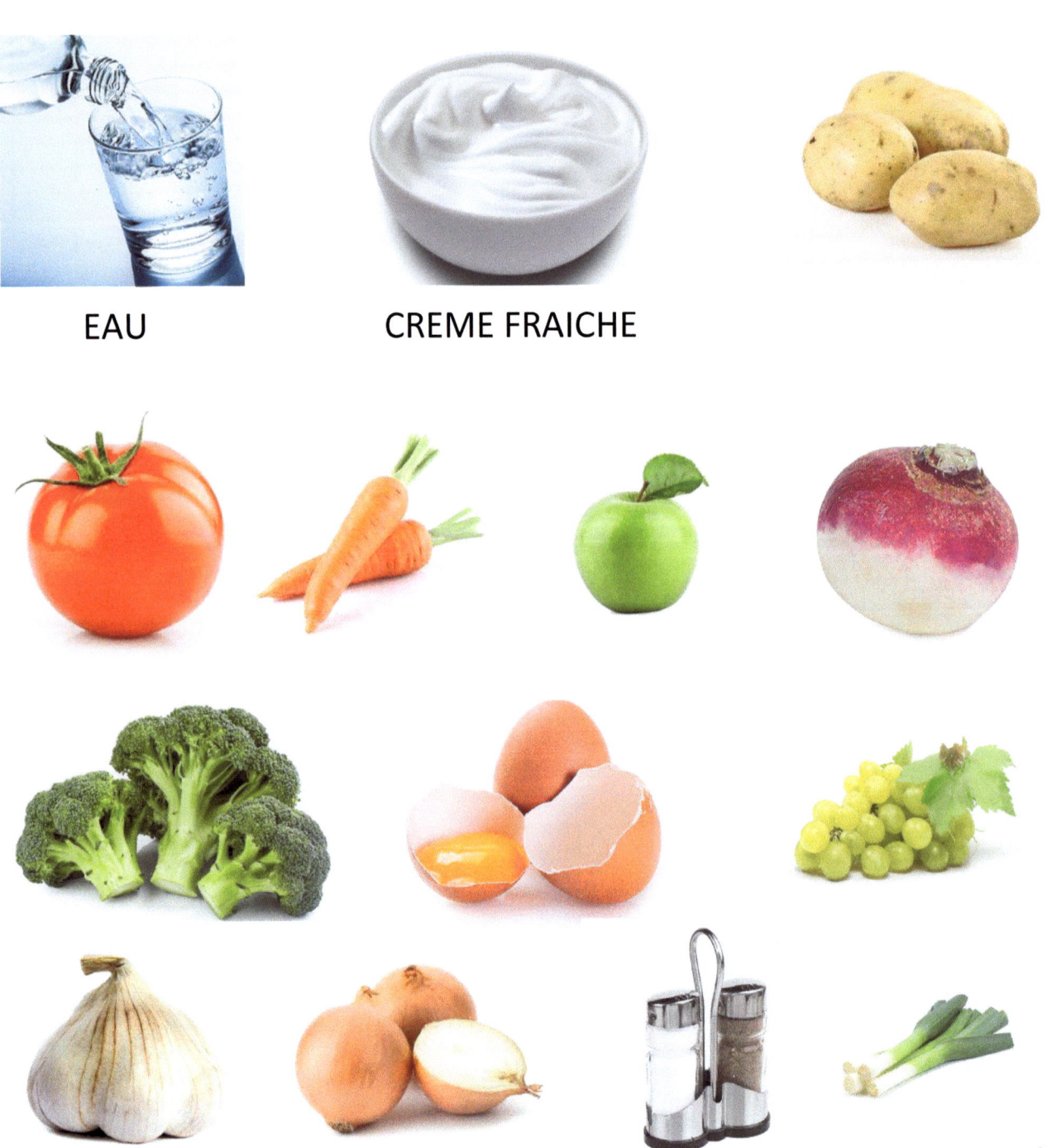

Complétez ces suites logiques de nombres

| 9 | 7 | 4 | ? |

| 1 | 3 | 5 | ? |

| 88 | 78 | 68 | ? |

| 4 | 8 | 16 | ? |

| 24 | 12 | 6 | ? |

| 10 | 100 | 1000 | ? |

Reliez les points dans l'ordre chronologique afin de constituer un joli dessin

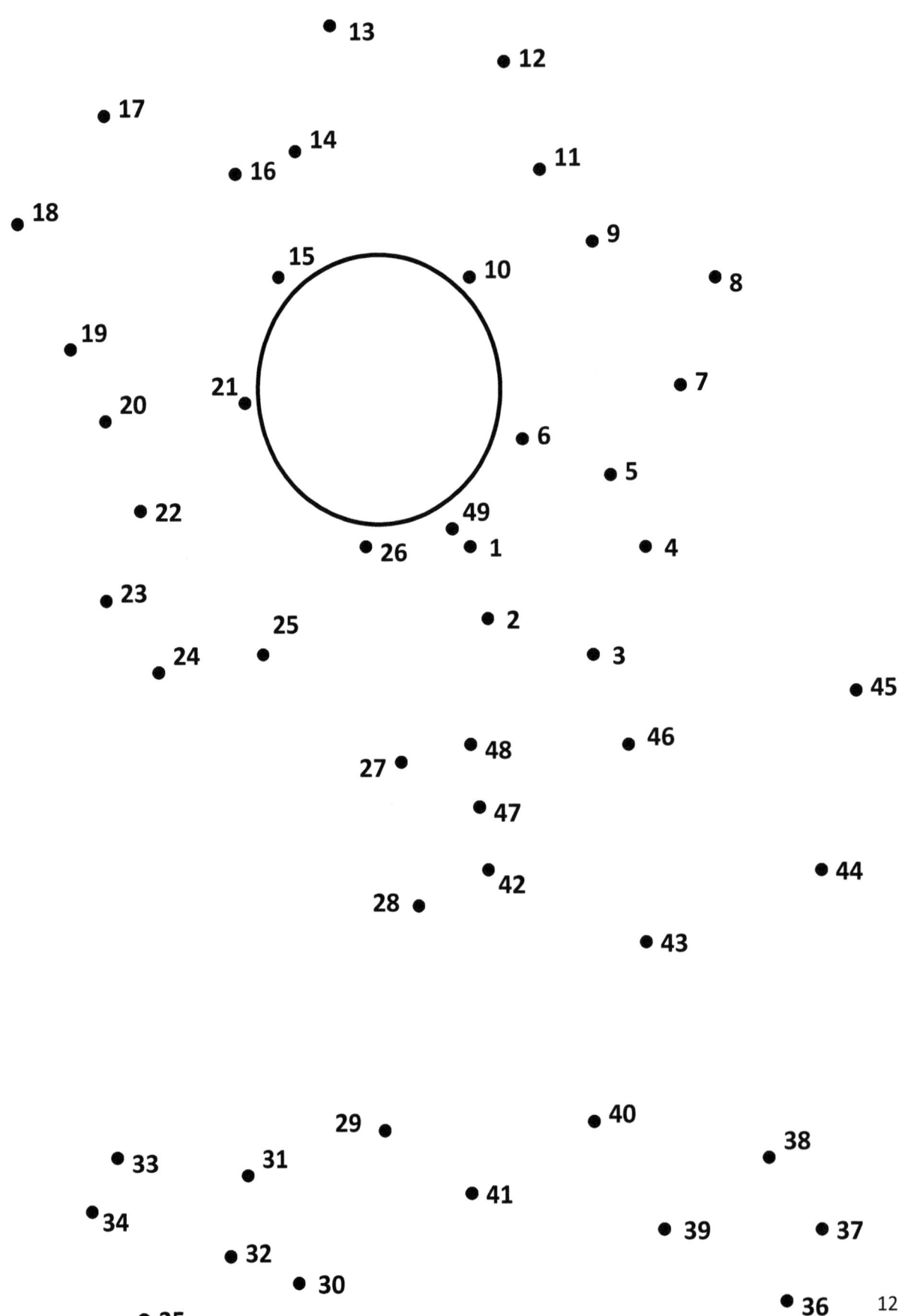

Des histoires à mémoriser

Mémorisez les histoires suivantes une à une et retranscrivez les

Variante 1 : lire le texte et retranscrire l'histoire de vive voix.

Variante 2 : lire le texte et retranscrire l'histoire par écrit.

Variante 3 : répondre aux questions ouvertes concernant le texte

Variante 4 : répondre aux questions fermées (cette technique permet de réactiver en mémoire les éléments oubliés grâce à des mots clés vu dans le texte)

Variante 5 : remplir le texte à trous (soit en regardant les mots proposés dans le désordre juste au dessus du texte à trous, soit en cachant les mots proposés)

Variante 6 : inventez la suite de l'histoire (par écrit et/ou de vive voix)

Texte 1

Lucie prend son panier, monte dans la voiture avec son papa. Et hop, direction le marché. Ils trouvent des oranges, des bananes, des tomates et des courgettes. Puis ils se dirigent vers le fromager pour y acheter des œufs, du lait et du fromage bien sûr. Enfin à la rôtisserie ils prennent un poulet pour le manger le midi avec le frère de Lucie et sa grand-mère. Avant de rentrer, Lucie demande à son père si elle peut faire un peu de vélo. Celui ci va le chercher dans le coffre de la voiture mais s'aperçoit qu'il n'y est pas. Tant pis ce sera pour la prochaine fois.

Texte 2

Sabrina n'a pas la tête au travail. Elle regarde ses collègues travailler mais a l'esprit ailleurs. Son compagnon vient de la demander en mariage. Elle est tellement excitée à l'idée de démarrer les préparatifs qu'elle décide de rentrer chez elle plus tôt. Une fois sur son canapé, elle allume son ordinateur et commence à passer en revue les robes de mariée. C'est décidé, sa robe sera blanche avec des fleurs roses, très longue et ample.

Texte 3

Thomas attend ce jour depuis longtemps. Enfin il est arrivé. Il a mis son casque, bouclé sa ceinture, prit une grande inspiration pour faire descendre son stress. C'est sa première course de formule 1 et il va la gagner grâce sa voiture rouge flamboyante. L'adrénaline est à son comble mais il doit rester concentré, prendre les virages correctement pour ne pas sortir de la piste.

Texte 1 : variante 3 : questions ouvertes

Quelle activité veut faire Lucie ?

Où vont Lucie et son père ?

Lucie veut elle faire du vélo avant ou après être allée au marché ?

Le père de Lucie accepte t'il qu'elle fasse du vélo ?

Quels légumes achètent-ils ? Dans quoi les mettent-ils ?

Achètent-ils du beurre ?

Vont-ils chez le boucher ?

Que vont-ils manger le midi ? Que vont-ils manger le soir ? Quel plat pourraient-ils faire avec les éléments achetés ?

Combien d'enfants a le père de Lucie ?

Texte 1 : variante 4 : questions fermées

Quelle activité veut faire Lucie ?
VELO   TROTINNETTE   ROLLER

Où vont Lucie et son père ?
SUPERMARCHE   MARCHE   POISSONNIER

Lucie veut elle faire du vélo avant ou après être allée au marché ?

Quels légumes achètent-ils ?
COURGETTES   POIREAUX   POTIMARRON

Qu'achètent-ils chez le fromager ?
BEURRE   YAOURTS   OEUFS

Que vont-ils manger le midi ?
CASSOULET   POULET   POISSON

Texte 1 : Variante 5 : Texte à trous

Mots à disposer (liste à cacher pour démarrer) : prochaine, vélo, panier, marché, voiture, lait, oranges, coffre, rôtisserie, courgettes, midi, père

Lucie prend son .... , monte dans la .... avec son papa. Et hop, direction le .... Ils trouvent des ...., des bananes, des tomates et des .... Puis ils se dirigent vers le fromager pour y acheter des œufs, du .... et du fromage bien sûr. Enfin à la .... ils prennent un poulet pour le manger le .... avec le frère de Lucie et sa grand-mère. Avant de rentrer, Lucie demande à son .... si elle peut faire un peu de .... Celui ci va le chercher dans le .... de la voiture mais s'aperçoit qu'il n'y est pas. Tant pis ce sera pour la .... fois.

Texte 2 : variante 3 : questions ouvertes

Quelle grande nouvelle vient d'apprendre Sabrina ?

Est-elle stressée par cette nouvelle ?

A quel endroit se trouve-t-elle lorsqu'elle décide de rentrer chez elle ? Part-elle plus tard ou plus tôt de ce lieu ?

Que fait-elle dès qu'elle arrive chez elle ? Comment sera sa robe ?

Texte 2 : variante 4 : questions fermées

Sabrina vient d'apprendre qu'elle va :
DIVORCER   SE MARIER   AVOIR UN ENFANT

Cette nouvelle lui provoque :
DE LA PEUR   DE L'ENNUI   DE L'EXCITATION

Où se trouve t elle ?
A SON TRAVAIL   DANS UN CAFE   CHEZ SON COMPAGNON

Grâce à quel outil va t-elle regarder les robes de mariée ?
UN ORDINATEUR   UN CATALOGUE   AU MAGASIN

Avec le blanc, quelle sera l'autre couleur de sa robe de mariée ?
ROUGE   ROSE   VIOLET

Sa robe sera telle courte ou longue ?

Texte 2 : Variante 5 : Texte à trous

Mots à disposer (liste à cacher pour démarrer) : collègues, roses, canapé, rentrer, robe, tête, mariage, préparatifs, revue

Sabrina n'a pas la ………. au travail. Elle regarde ses ……………. travailler mais a l'esprit ailleurs. Son compagnon vient de la demander en ………. . Elle est tellement excitée à l'idée de démarrer les ……………. qu'elle décide de ………….. chez elle plus tôt. Une fois sur son ………….., elle allume son ordinateur et commence à passer en ………… les robes de mariée. C'est décidé, sa ………. sera blanche avec des fleurs …………, très longue et ample.

Texte 3 : variante 3 : questions ouvertes

Qui est arrivé au début ?

Quelle technique utilise Thomas pour diminuer son stress ?

Que va faire Thomas aujourd'hui ?

Quelle est la couleur de sa voiture ?

Quelle sensation est à son comble ?

Pourquoi Thomas doit-il resté concentré ?

Texte 3 : variante 4 : questions fermées

Qui est arrivé au début ?
THOMAS   LE JOUR TANT ATTENDU   LE DEPART DE LA COURSE

Quelle technique utilise Thomas pour diminuer son stress ?
RESPIRATION   MEDITATION   YOGA

Que va faire Thomas aujourd'hui ?
COURSE DE SKI   COURSE A PIED   COURSE DE FORMULE 1

Quelle est la couleur de sa voiture ?
ROUGE   BLEUE   VERTE

Quelle sensation est à son comble ?
PANIQUE   ADRENALINE   MOTIVATION

Texte 3 : Variante 5 : Texte à trous
Mots à disposer (liste à cacher pour démarrer) : ceinture, attend, concentré, inspiration, piste, rouge, course

Thomas .... ce jour depuis longtemps. Enfin il est arrivé. Il a mis son casque, bouclé sa ...., prit une grande .... pour faire baisser son stress. C'est sa première .... de formule 1 et il va la gagner grâce sa voiture .... flamboyante. L'adrénaline est à son comble mais il doit rester ...., prendre les virages correctement pour ne pas sortir de la ....

Reliez par un trait les synonymes correspondants

	CONCEVOIR
APPUYER	
	SE TREMOUSSER
CREER	
	POURSUIVRE
REVER	
	SOLLICITER
MURMURER	
	SOUTENIR
RAISONNER	
	SE REGALER
CONTINUER	
	COOPERER
DANSER	
	CHUCHOTER
SAVOURER	
	FANTASMER
QUEMANDER	
	REFLECHIR
COLLABORER	

Munissez d'un dé.

Lancez le dé puis montrez à quel nombre ci-dessous correspond le tirage.

Faites la même chose avec deux dés.

1	7	3	10
5	9	2	8
4	6	11	12

Retrouvez les dessins un à un sur la page suivante

Variante 1 : Donnez les définitions des objets à trouver (exemple : montrez-moi ce qui est en chocolat et qu'on distribue aux enfants au mois d'Avril s'il vous plaît)

Variante 2 : Nommez les objets à retrouver à la personne concernée (exemple : montrez-moi l'œuf de Pâques s'il vous plaît)

Variante 3 : Dévoilez les images suivantes une à une et demandez au sujet de les montrer sur la page suivante

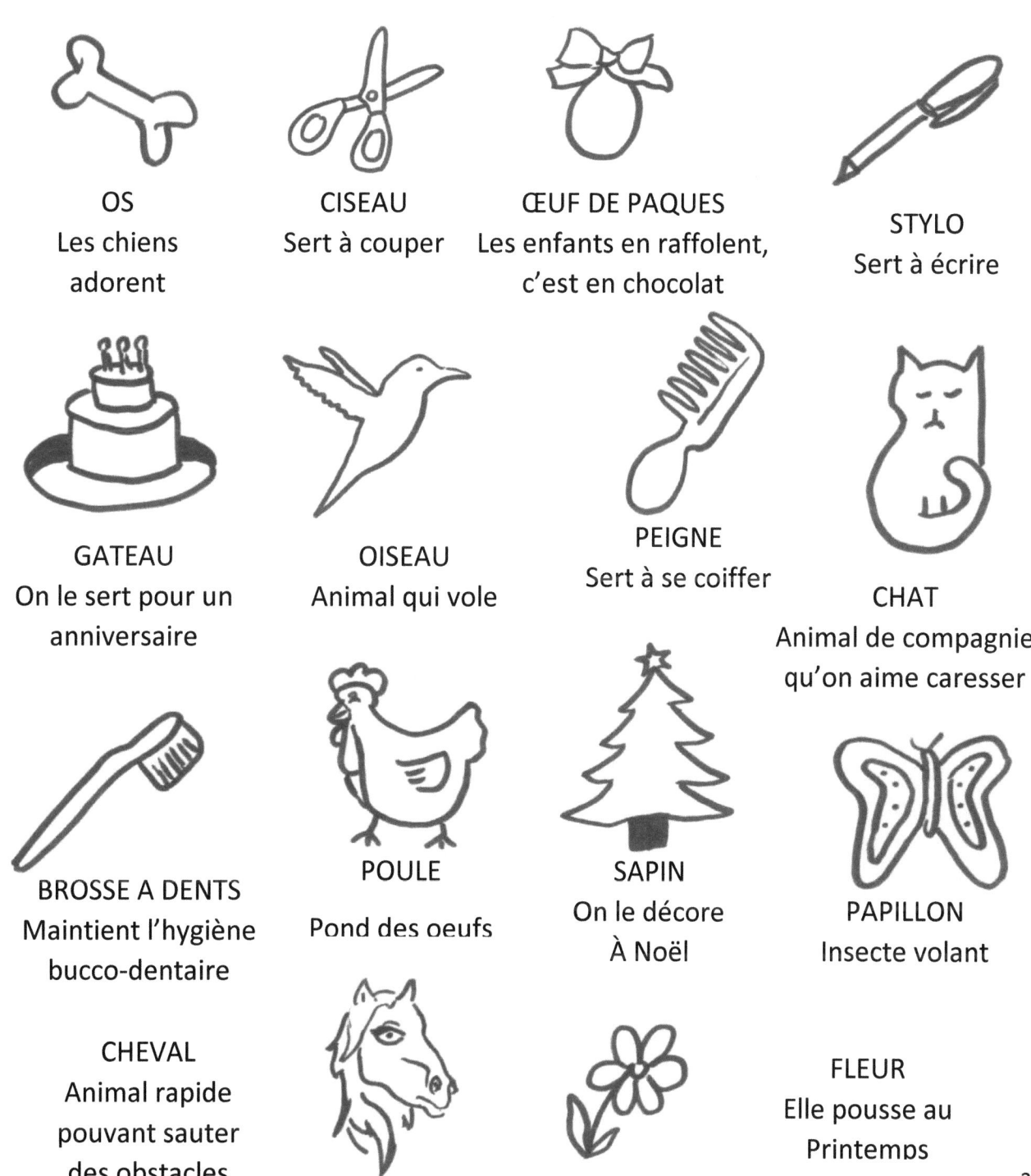

OS
Les chiens adorent

CISEAU
Sert à couper

ŒUF DE PAQUES
Les enfants en raffolent, c'est en chocolat

STYLO
Sert à écrire

GATEAU
On le sert pour un anniversaire

OISEAU
Animal qui vole

PEIGNE
Sert à se coiffer

CHAT
Animal de compagnie qu'on aime caresser

BROSSE A DENTS
Maintient l'hygiène bucco-dentaire

POULE
Pond des oeufs

SAPIN
On le décore À Noël

PAPILLON
Insecte volant

CHEVAL
Animal rapide pouvant sauter des obstacles

FLEUR
Elle pousse au Printemps

Remettez chacune des activités suivantes dans la pièce de la maison qui leur correspond

| Salle de bain | Salon | Chambre | Bureau | Cuisine |

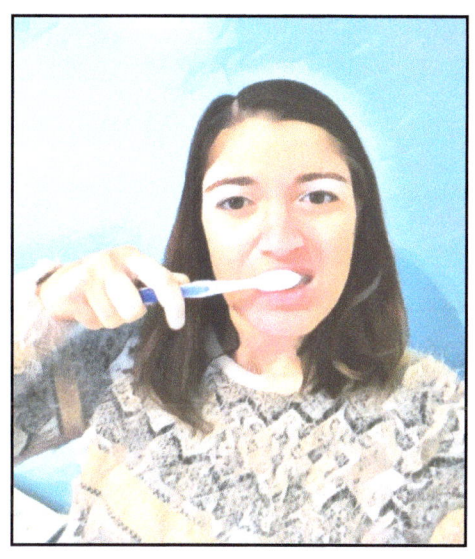 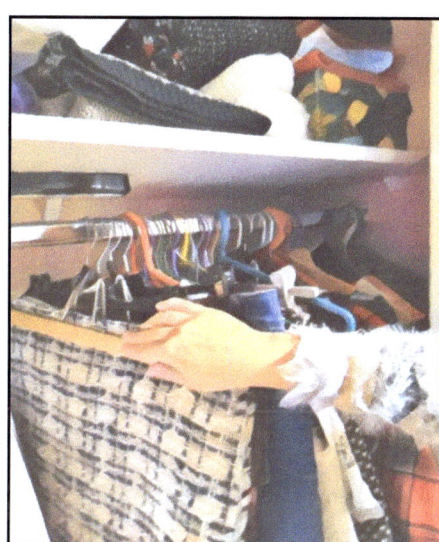 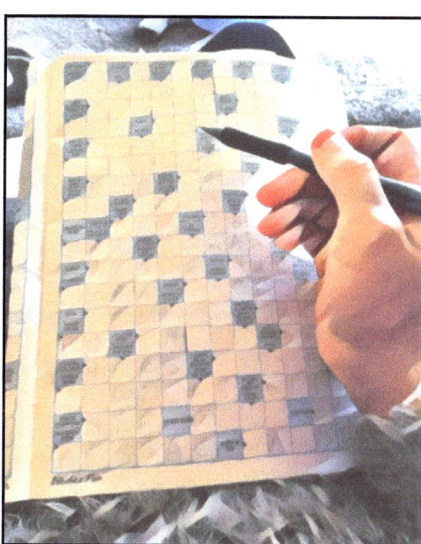

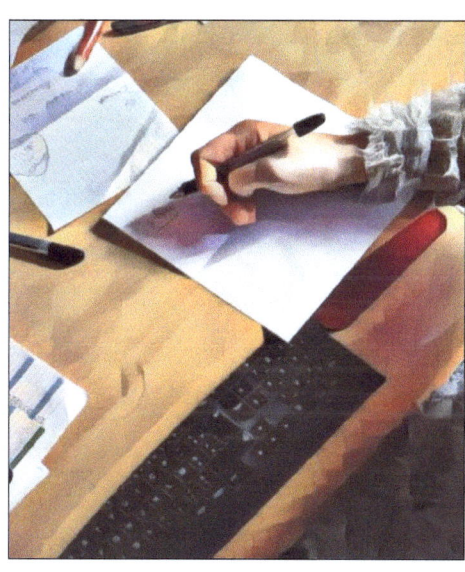 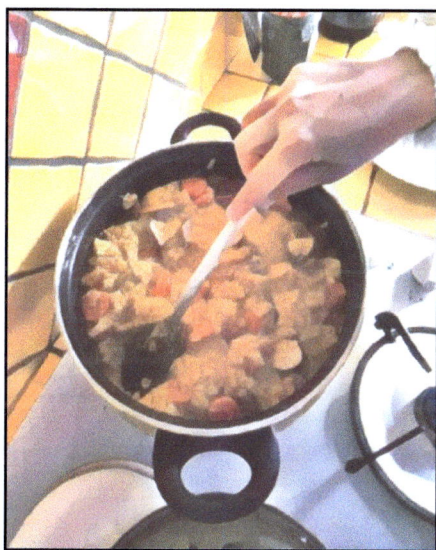 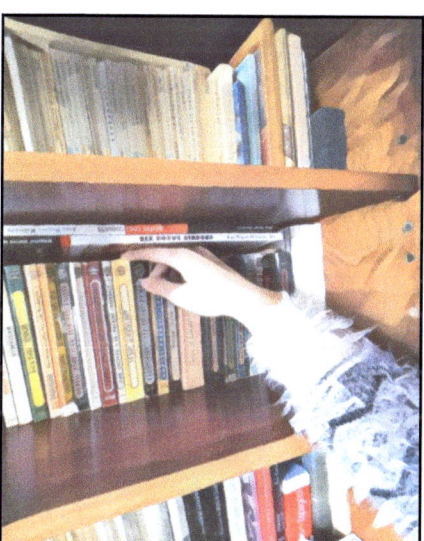

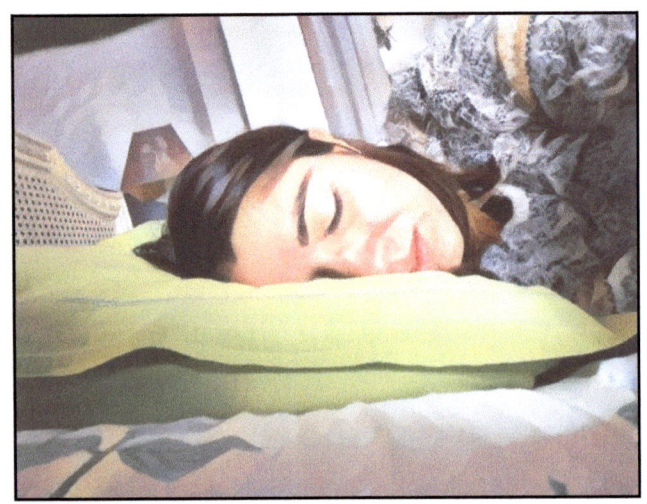
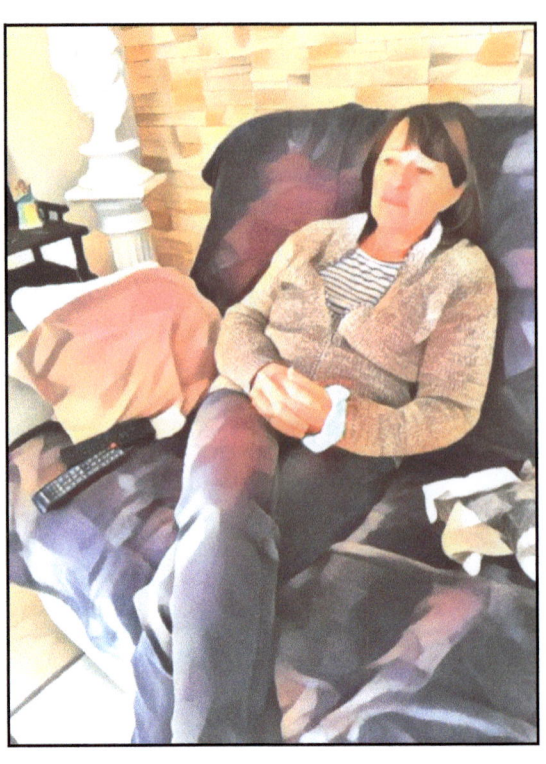
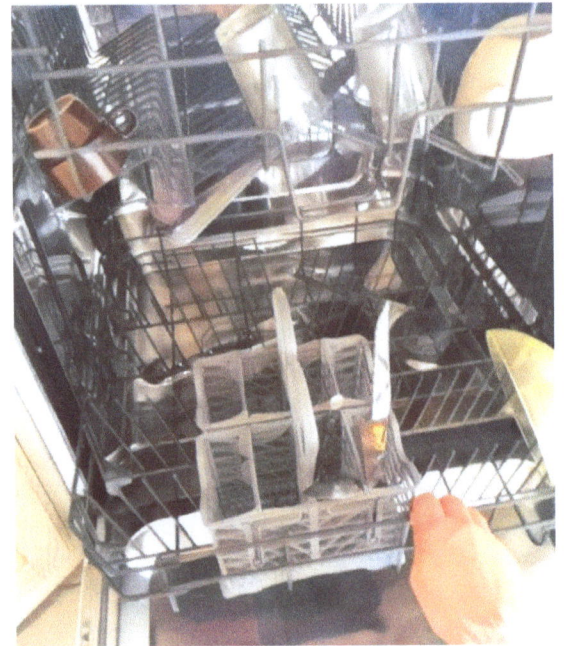
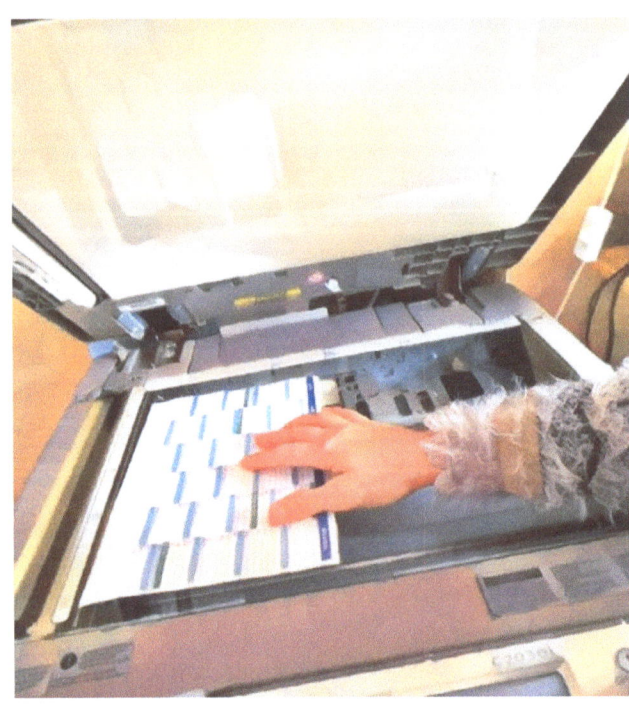
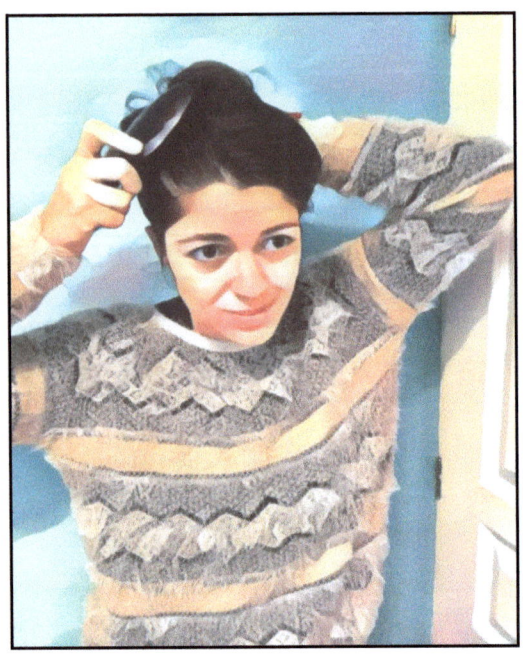

Remettez les actions suivantes avec le sens leur correspondant
(de vive voix ou par un trait qui les relie)

| TOUCHER | VUE | ODORAT | OUIE | GOUT |

- Applaudir
- Effleurer un café du bout des lèvres
- Aller à un concert
- Malaxer une pâte à pain
- Caresser un chat
- Observer
- Boire du lait
- Murmurer
- Savourer un plat
- Respirer dans la forêt
- Sentir les effluves d'égouts
- Visionner un film
- Le sifflement du vent
- Mettre du parfum
- S'émerveiller devant une toile

Remettez les lettres dans le bon ordre pour former des mots

Thème « Nature » (cacher les aides dans un premier temps)

M R E — *Aide : bleu, profond, plage*

E G N I E — *Aide : blanc et froid*

E R T R E — *Aide : notre planète*

I L C E — *Aide : on y trouve des nuages, les étoiles*

T O R E F — *Aide : amas d'arbres*

C M H A P S — *Aide : on y trouve du blé*

G P A Y A E S — *Aide : peut-être de montagne, de la mer, représente un tableau de nature*

M A G N E T N O — *Aide : blanc, froid, ski, mont-blanc*

S E V A N A — *Aide : jungle, toundra, où vivent les lions*

A D O C O O R L — *Aide : montagnes couleur ocre aux Etats-Unis*

Retrouvez les mots liés aux définitions suivantes

Thème Géographie

1 - Pays chaud où l'on peut voir les pyramides de Gizeh

2 - Capitale de la France

3 - Grand pays présent sur le continent « Océanie »

4 - Continent où se trouve l'Angleterre

5 - Forêt d'Amérique du Sud

6 - Mer située au nord du continent Africain

7 - Opposé du Sud

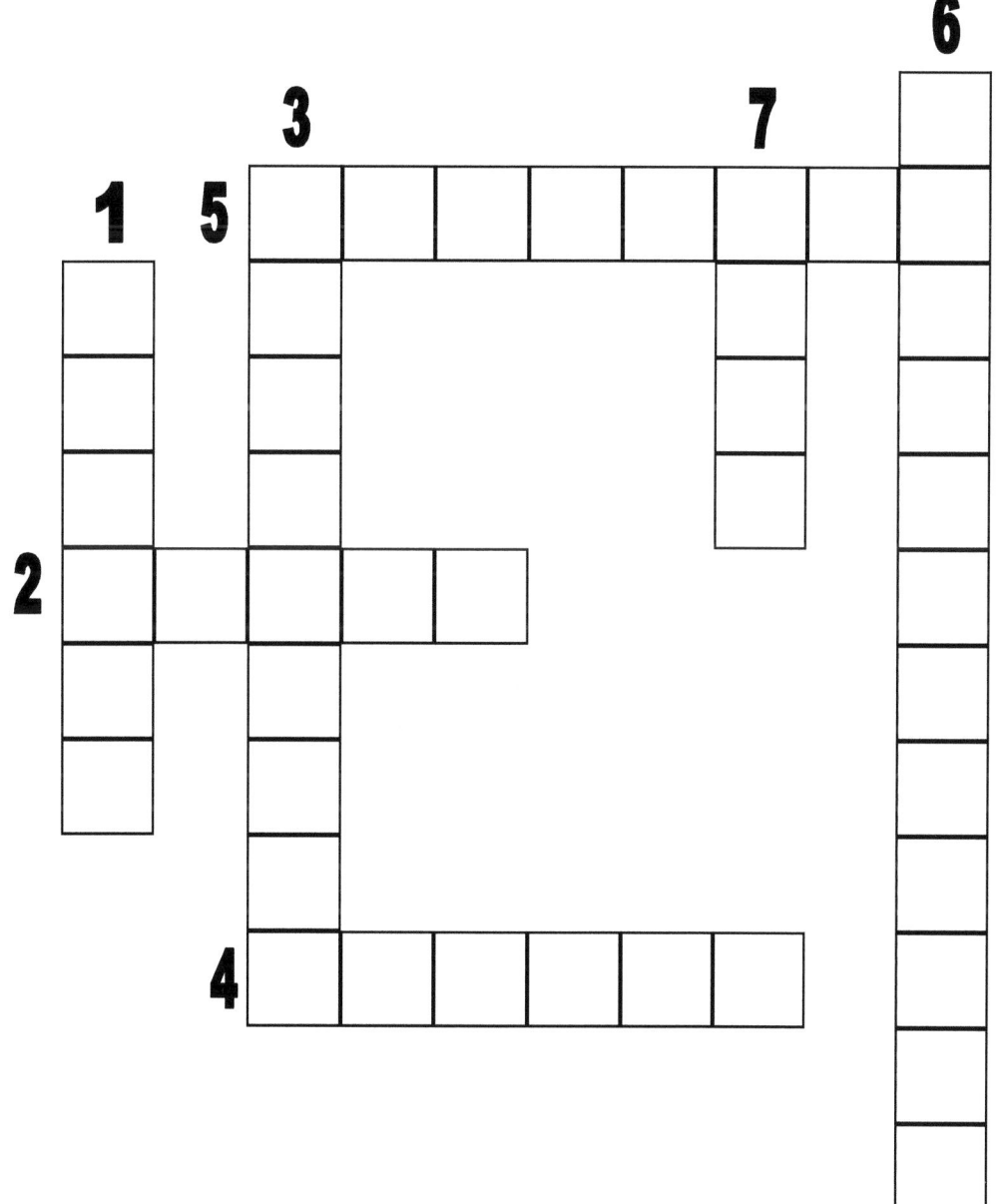

Jeu de dés et discussions

Munissez-vous d'un dé.

Lancez-le une fois puis reportez-vous au chiffre correspondant horizontalement.

Lancez-le une seconde fois puis reportez-vous au chiffre correspondant verticalement.

Vous tombez alors sur un mot.

Discutez de vous, donnez votre avis, ou inventez une histoire autour du thème.

	1	2	3	4	5	6
1	Musique	Voyage	Famille	Enfance	Amour	Films
2	Sport	Art	Films	Décoration	Célébrités	Sport
3	Café	Politique	Livres	Amitié	Café	Musique
4	Voyage	Loisirs	Maison	Passions	Art	Saison
5	Politique	Passions	Saisons	Amour	Animaux	Loisirs
6	Animaux	Amitié	Célébrités	Famille	Enfance	Livres

Observez bien les photos suivantes une à une. Sur la page suivante vous trouverez les mêmes photos avec un objet de moins à chaque fois. Trouvez celui qui manque.

Variante 1 : les trois photos à observer en même temps

Variante 2 : une photo après l'autre

Variante 3 : l'inverse : regardez les photos de la page suivante puis revenez en arrière et trouvez l'objet qui a été ajouté

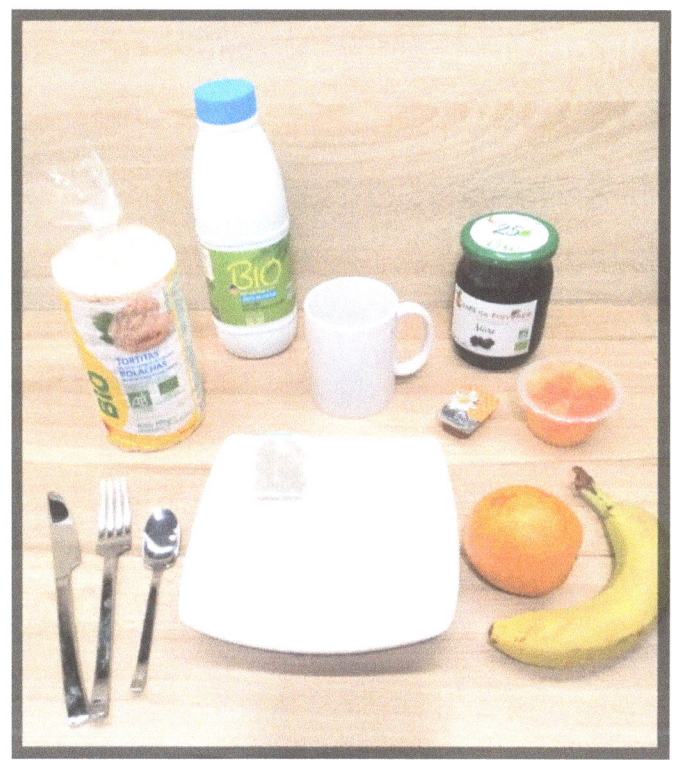
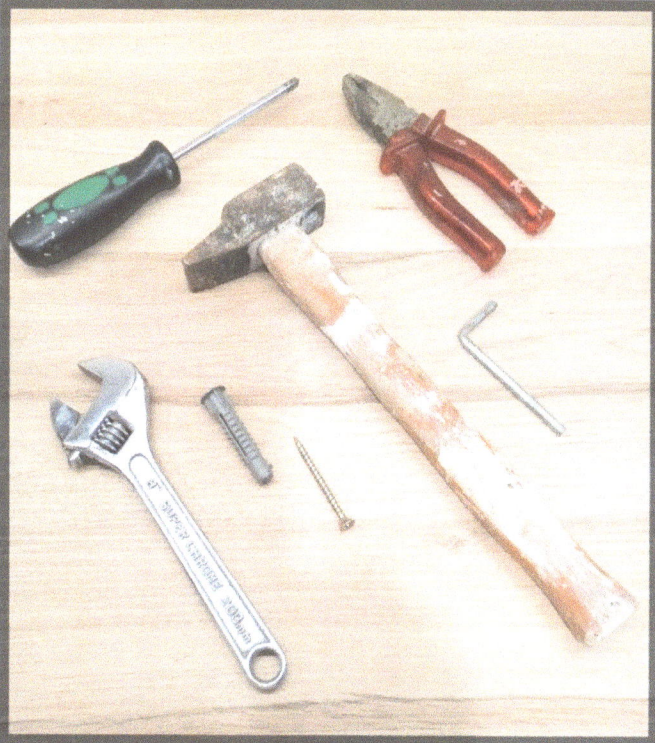
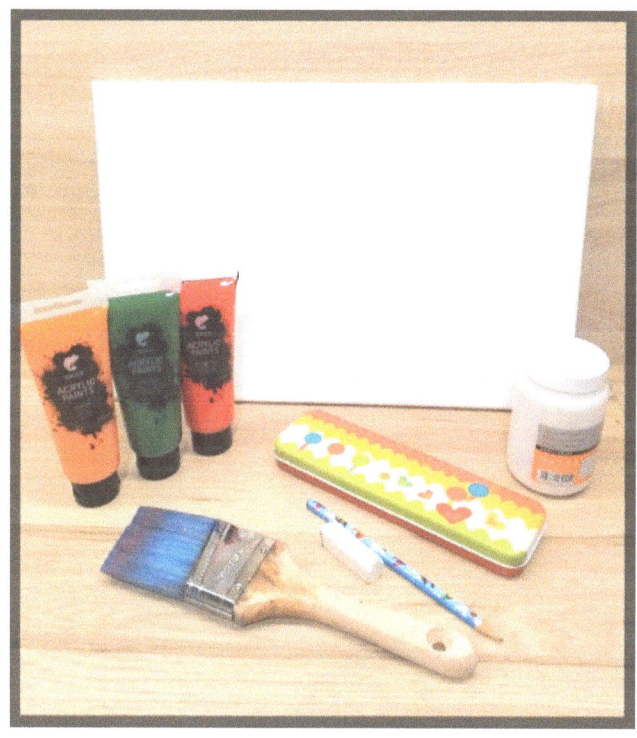

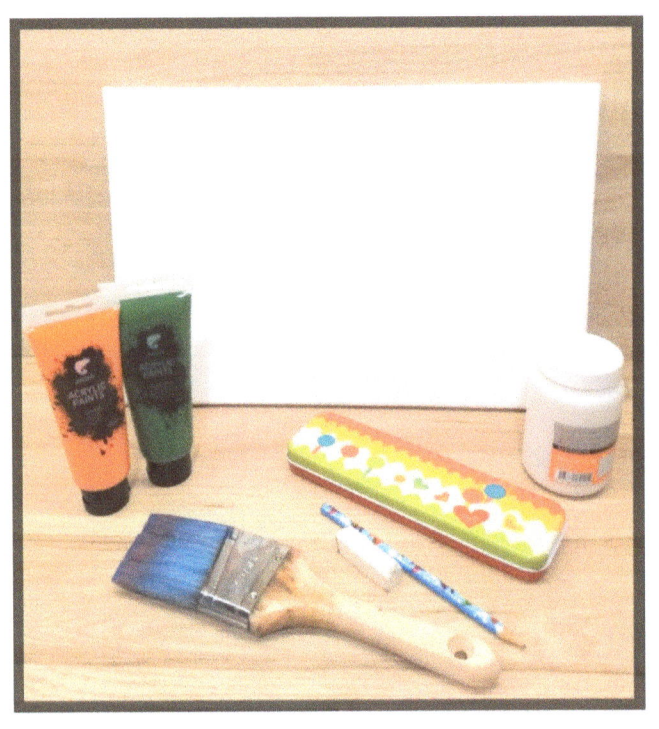
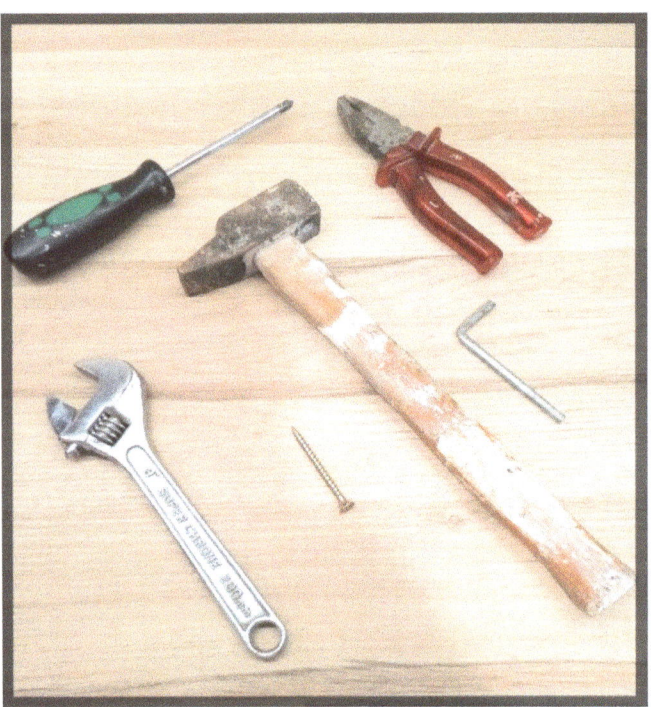
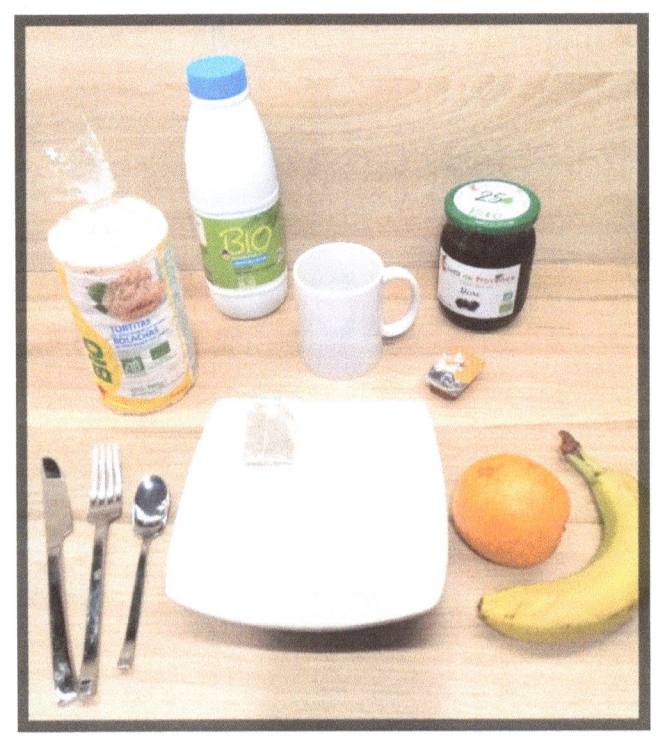

Associez les mots suivants à leur bonne catégorie

| SPORTS | METIERS | BOISSONS |

Plombier	Equitation	Lait
Eau	Avocat	Tennis
Football	Basket	Banquier
Sirop	Ski	Serveur
Cuisinier	Dresseur	Pastis
Infirmier	Natation	Comédien
Jus d'orange	Karaté	Bière

Associez les dessins ci-dessous deux à deux et indiquez ce qu'ils ont en commun

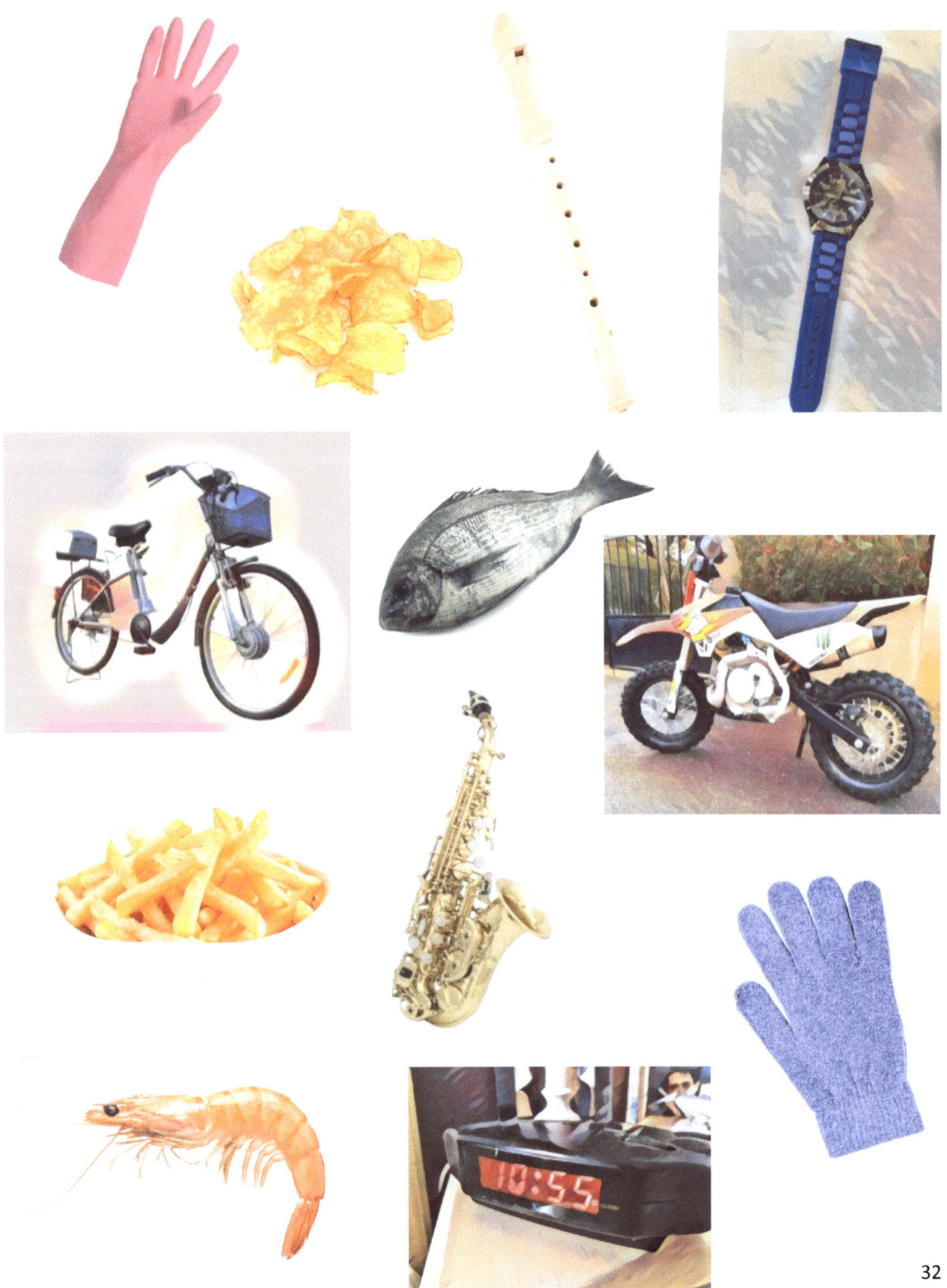

Remettez les mots suivants dans le bon ordre pour former des phrases

QUAND　SOURIS　PAS　LE
DANSENT　N'EST　CHAT　LES　LA

SOLEIL　PLEUVAIT　RENDEZ-VOUS　LE
,　AUJOURD'HUI　IL　HIER　EST　AU

A　BANANE　UNE　DANS　LE
PANIER　JAUNE　IL　Y

COULEURS　ON　PAS　DISCUTE　DES
NE　ET　DES　GOUTS

JE　POMPIER　MON　SUIS
ENSEIGNANTE　MARI　EST　,

Reliez par un trait les verbes suivants avec les expressions correspondantes

	Jeter l'argent par les fenêtres
AIDER	
	Raconter des salades
ENERVER	
	Prendre son pied
MENTIR	
	Donner un coup de main
JARDINER	
	Avoir la main verte
S'ENNUYER	
	Rentrer dans sa coquille
DEPENSER	
	Faire la fête
S'ISOLER	
	Broyer du noir
S'AMUSER	
	Casser les pieds
BRINGUER	

Une erreur s'est glissée dans chacune des situations suivantes, trouvez laquelle et précisez ce qu'il faudrait pour rectifier les erreurs.

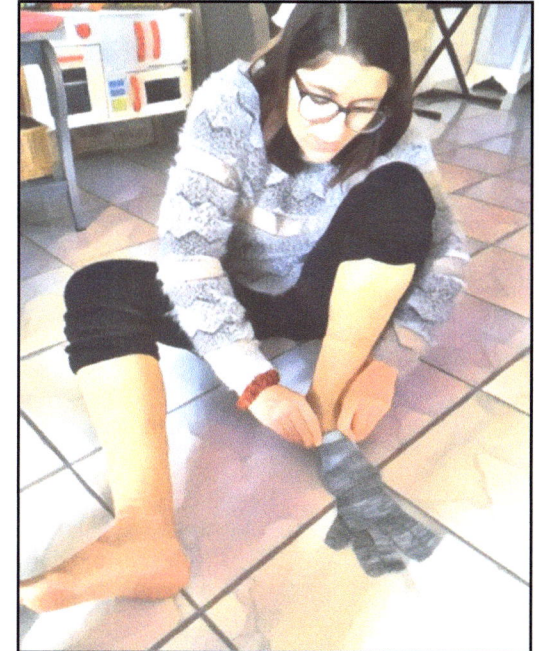

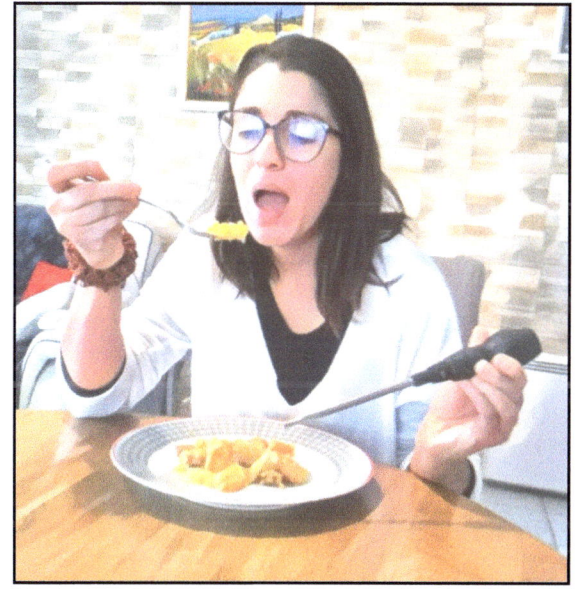

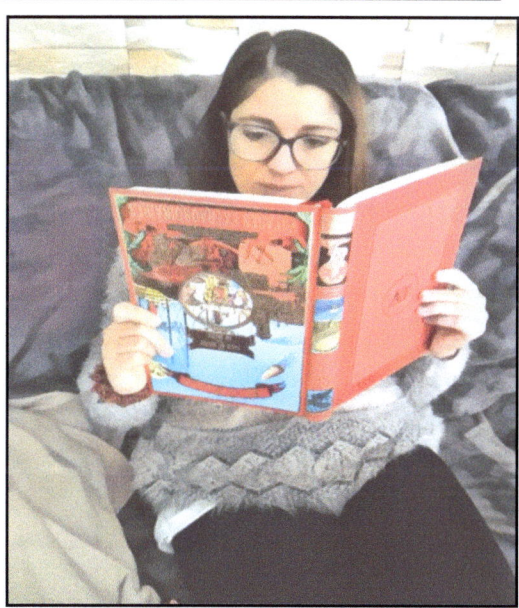

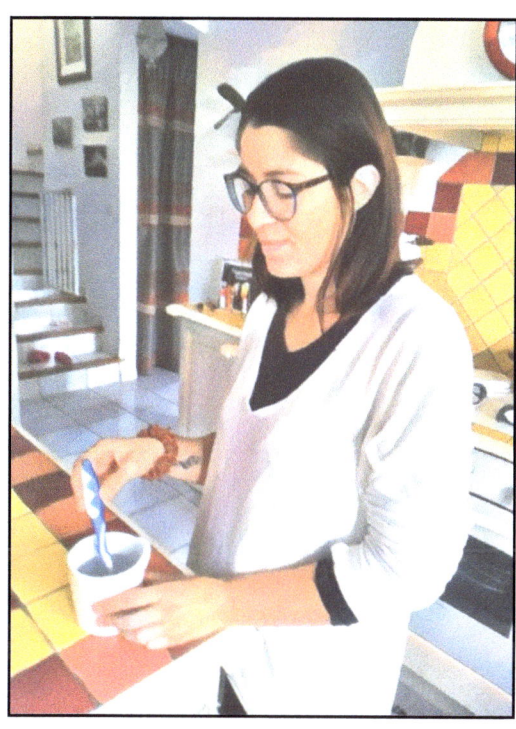

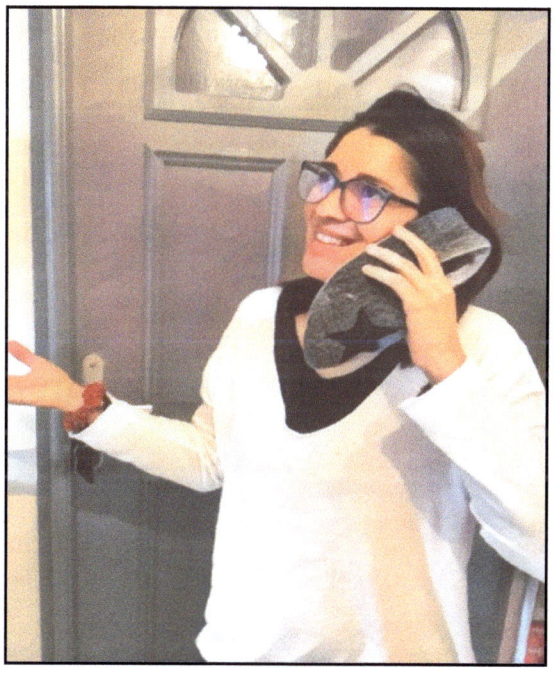

<u>Julie a eu un accident de la route et a perdu une partie de son vocabulaire. Aidez-la à le retrouver.</u>

Variante 1 (la plus facile) : Faites lire le texte et choisir le texte manquant entre trois propositions

Variante 2 : Faites lire le texte et choisir entre la liste de mots située au dessus du texte à trous

Variante 3 : Aucune proposition de mots

<u>Variante 1</u>

Julie a trente *PAIRE DE CHAUSSURES / ANS / FRAISES*. Elle a deux *CHATS / MARIS / ENFANTS* nommés Axel et Sonia. Elle rentrait d'une *SOIREE / CONFERENCE / TRAVAIL* entre amis lorsqu'elle a eu ce petit *CHUTE / ACCIDENT / CATACLYSME* avec sa voiture. Les *VETERINAIRES / MECANICIENS / POMPIERS* sont arrivés très vite. A l'hôpital, le *DOCTEUR / SECRETARIAT / FACTEUR* lui a fait passer un scanner. Résultat : rien de grave mais une partie de son vocabulaire a été oublié. Elle ne trouve plus ses *AFFAIRES / MOTS / GESTES* quand elle discute avec les gens. Son *CHIEN / MARI / FRERE* est toujours près d'elle, il est d'un grand

SOUTIEN / PANSEMENT / AIDE au quotidien. Elle ne regrette pas de l'avoir épousé.

Sa journée se déroule ainsi : elle mange des croissants et boit un verre de JUS D'ORANGE / CAFE / LAIT froid au MATIN / PETIT DEJEUNER / DINER. Elle passe un pull chaud, enfile son COLLANT / MAILLOT DE BAIN / PANTALON et met des BOTTES / APRES-SKI / TONGS de pluie car il pleut souvent en Bretagne. Elle n'oublie pas son CHAPEAU / BONNET / CASQUE et ses GANTS / BIJOUX / LUNETTES pour ne pas avoir froid aux oreilles et aux mains. Aujourd'hui le NUAGE / CIEL / SOLEIL a pointé le bout de son nez, il faut en profiter pour se promener. La petite famille part alors se PROMENER / RAFRAICHIR / BAIGNER au bord de l'océan, notamment quand la PLUIE / MAREE / PLAGE est descendante. Ils cherchent des POISSONS / PIERRES / COQUILLAGES pour fabriquer un collier. Le soir arrive. Il faut rentrer pour le COUCHER / DINER / BAIN. Poulet rôti aux POIVRONS / HARICOTS / POIREAUX verts. Et en dessert, des CREPES / FLANS / GATEAUX au sucre ou à la CHANTILLY / CONFITURE / COURONNE de fraises.

Variante 2 et 3 (cacher les mots pour la variante 3) :

Mots à disposer : *coquillages, enfants, crêpes, accident, mari, soleil soutien, petit déjeuner, dîner, pantalon, bonnet, soirée, gants, promener, mots, marée, ans, docteur, haricots, pompiers, confiture, bottes, lait*

Julie a trente ……… . Elle a deux ………… nommés Axel et Sonia. Elle rentrait d'une ………… entre amis lorsqu'elle a eu ce petit ………… avec sa voiture. Les …………… sont arrivés très vite. A l'hôpital, le ………… lui a fait passer un scanner. Résultat : rien de grave mais une partie de son vocabulaire a été oublié. Elle ne trouve plus ses ……. quand elle discute avec les gens. Son ……… est toujours près d'elle, il est d'un grand ………… au quotidien. Elle ne regrette pas de l'avoir épousé.

Sa journée se déroule ainsi : elle mange des croissants et boit un verre de ……. froid au ……………… . Elle passe un pull chaud, enfile son …………… et met des ………… de pluie car il pleut souvent en Bretagne. Elle n'oublie pas son …………… et ses ………… pour ne pas avoir froid aux oreilles et aux mains. Aujourd'hui le ………… a pointé le bout de son nez, il faut en profiter pour se promener. La petite famille part alors se ………… au bord de l'océan, notamment quand la ……… est descendante. Ils cherchent des …………………… pour fabriquer un collier. Le soir arrive. Il faut rentrer pour le ……… . Poulet rôti aux ………… verts. Et en dessert, des ………… au sucre ou à la ………… de fraises.

Images évocatrices : A quoi vous font penser ces images ? Rappelez vous de la date à laquelle ont eu lieus ces évènements ?

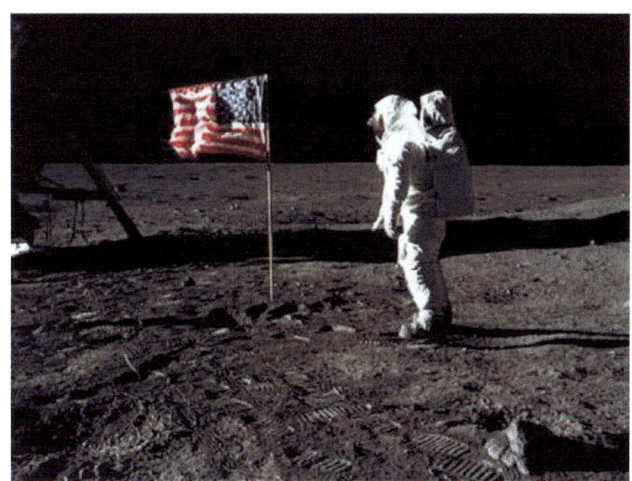

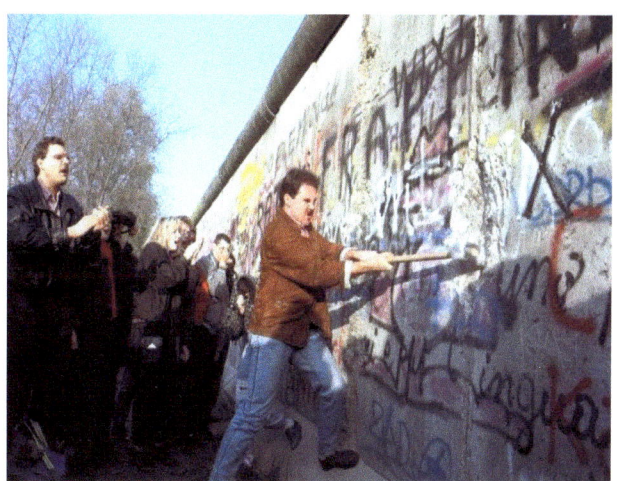

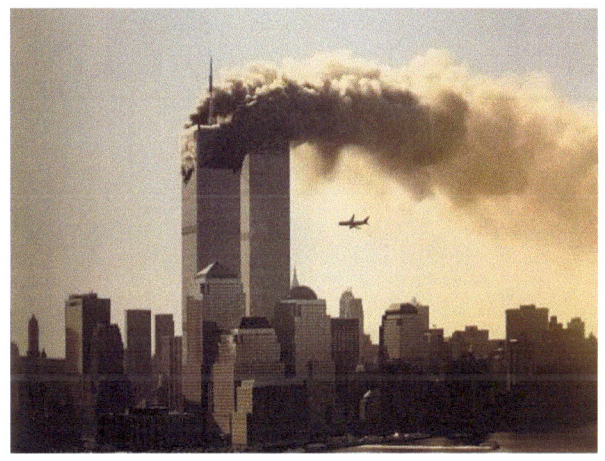

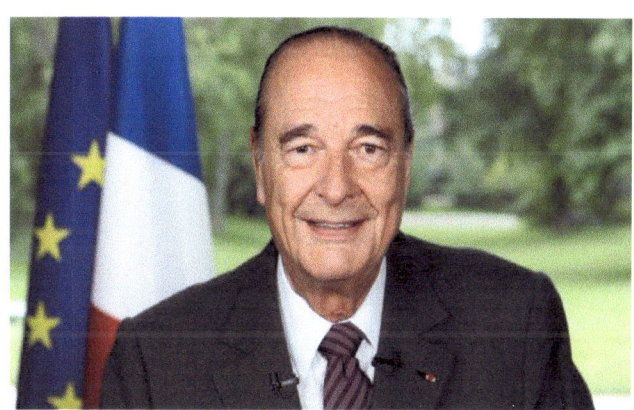

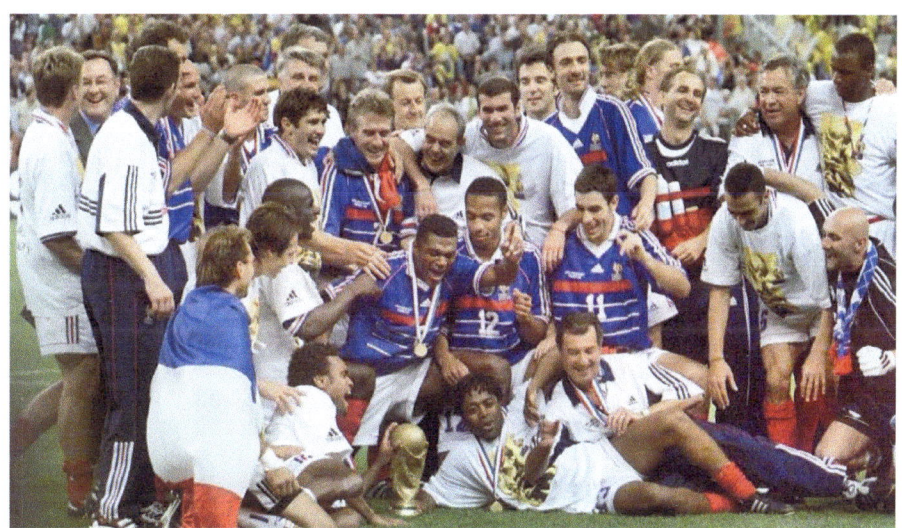

Solutions

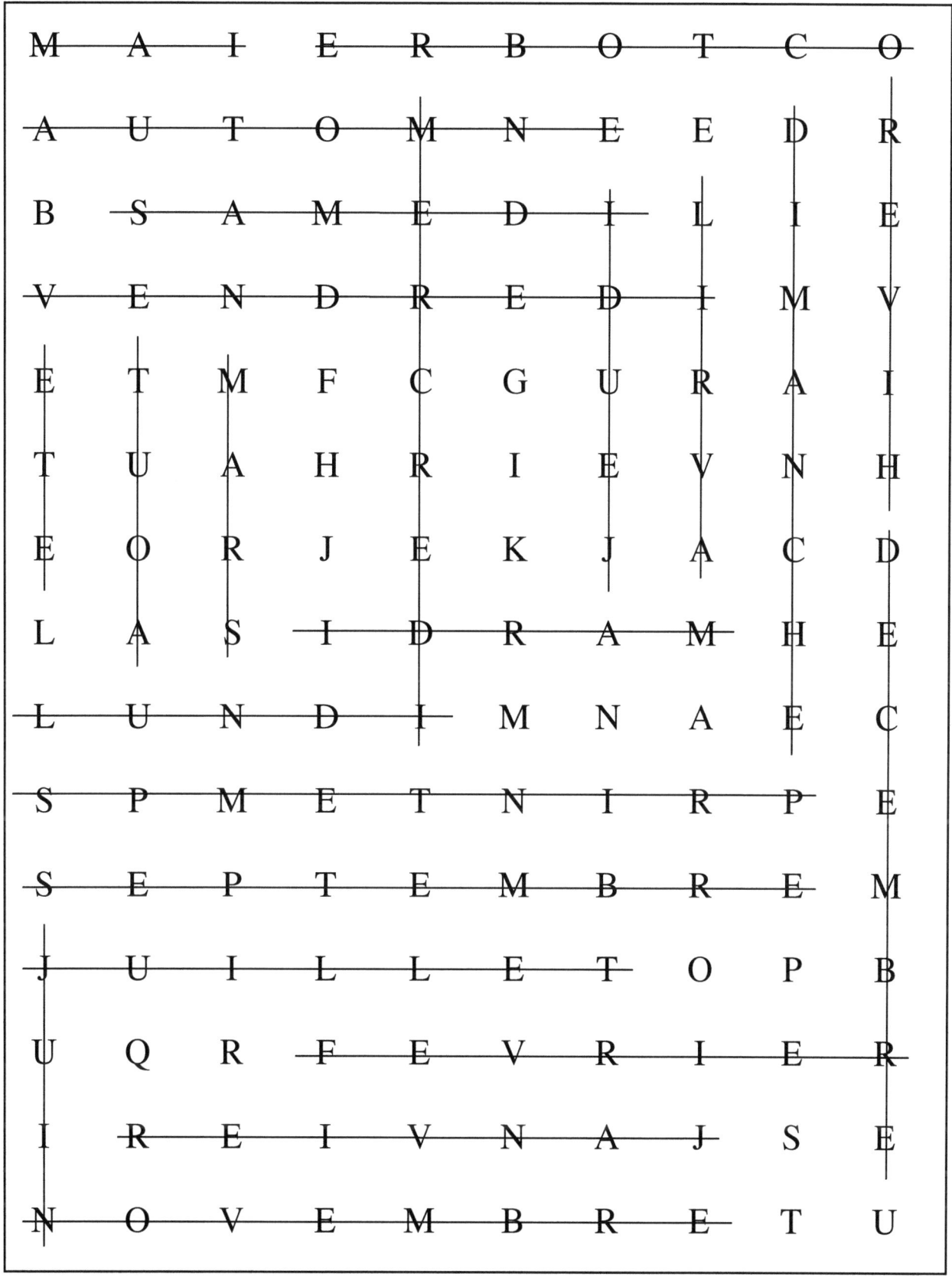

Soupe de légumes verts : pomme de terre éventuellement, crème fraiche éventuellement, eau, brocolis, poireaux, sel, poivre

Flan de carottes et oignons : oignons, carottes, œufs, crème fraîche,

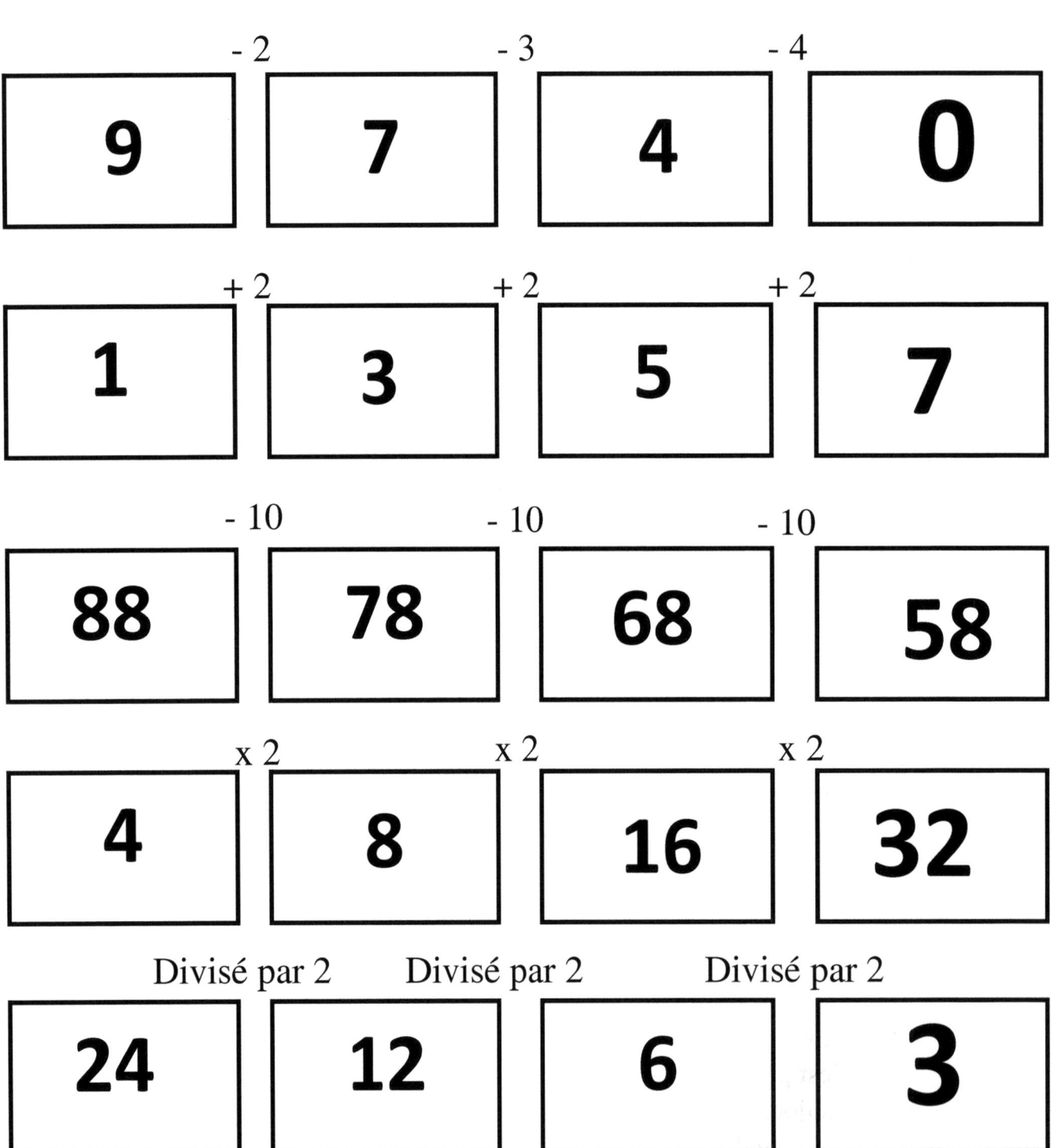

Relier les points donne une fleur

Synonymes

APPUYER - SOUTENIR

CREER - CONCEVOIR

REVER - FANTASMER

MURMURER - CHUCHOTER

RAISONNER - REFLECHIR

CONTINUER - POURSUIVRE

DANSER - SE TREMOUSSER

SAVOURER - SE REGALER

QUEMANDER - SOLLICITER

COLLABORER – COOPERER

5 sens

Toucher : applaudir, malaxer une pâte à pain, caresser un chat
Vue : observer, visionner un film, s'émerveiller devant une toile
Odorat : sentir les effluves d'égouts, mettre du parfum, respirer dans la forêt
Ouïe : aller à un concert, murmurer, le sifflement du vent
Goût : effleurer café du bout des lèvres, boire du lait, savourer un plat

Les lettres dans le bon ordre :
Mer – Neige – Terre - Ciel – Forêt – Champs – Paysage – Montagne - Savane - Colorado

Géographie
1 - Egypte   **2** – Paris   **3** – Australie   **4** – Europe   **5** - Amazonie
6 – Méditerranée   **7** - Nord

Phrases à construire :
Quand le chat n'est pas là les souris dansent
Hier il pleuvait, aujourd'hui le soleil est au rendez-vous
Il y a une banane jaune dans le panier
Des goûts et des couleurs on ne discute pas
Je suis enseignante, mon mari est pompier

Expressions à associer
AIDER - Donner un coup de main
ENERVER - Casser les pieds
MENTIR - Raconter des salades
JARDINER - Avoir la main verte
S'ENNUYER - Broyer du noir
DEPENSER - Jeter l'argent par les fenêtres
S'ISOLER - Rentrer dans sa coquille
S'AMUSER - Prendre son pied
BRINGUER - Faire la fête

Julie a trente ans. Elle a deux enfants nommés Axel et Sonia. Elle rentrait d'une soirée entre amis lorsqu'elle a eu ce petit accident avec sa voiture. Les pompiers sont arrivés très vite. A l'hôpital, le docteur lui a fait passer un scanner. Résultat : rien de grave mais une partie de son vocabulaire a été oublié. Elle ne trouve plus ses mots quand elle discute avec les gens. Son mari est toujours près d'elle, il est d'un grand soutien au quotidien. Elle ne regrette pas de l'avoir épousé. Sa journée se déroule ainsi : elle mange des croissants et boit un verre de lait froid au petit déjeuner. Elle passe un pull chaud, enfile son pantalon et met des bottes de pluie car il pleut souvent en Bretagne. Elle n'oublie pas son bonnet et ses gants pour ne pas avoir froid aux oreilles et aux mains. Aujourd'hui le soleil a pointé le bout de son nez, il faut en profiter pour se promener. La petite famille part alors se promener au bord de l'océan, notamment quand la marée est descendante. Ils cherchent des coquillages pour fabriquer un collier. Le soir arrive. Il faut rentrer pour le dîner. Poulet rôti aux haricots verts. Et en dessert, des crêpes au sucre ou à la confiture de fraises.

Evènements
1er pas sur la Lune : 21 Juillet 1969, Neil Armstrong
Chute du mur de Berlin : 9 Novembre 1989
Attentat terroriste du World Trade Center à New York : 11 Septembre 2001
Jacques Chirac président : du 17 Mai 1995 au 16 Mai 2007, Nicolas Sarkozy lui succèdera
Coupe du monde de football, France vainqueur : 12 Juillet 1998 au stade de France, 3-0 contre le Brésil, deux buts de Zidane, un but de Petit